BEI GRIN MACHT SICH I
WISSEN BEZAHLT

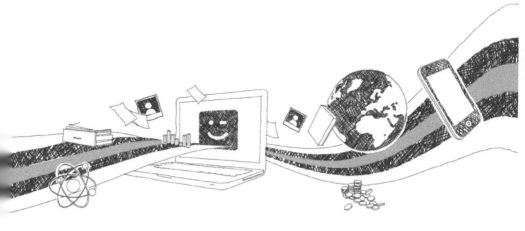

- Wir veröffentlichen Ihre Hausarbeit,
  Bachelor- und Masterarbeit

- Ihr eigenes eBook und Buch -
  weltweit in allen wichtigen Shops

- Verdienen Sie an jedem Verkauf

Jetzt bei www.GRIN.com hochladen
und kostenlos publizieren

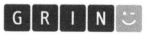

Bibliografische Information der Deutschen Nationalbibliothek:

Die Deutsche Bibliothek verzeichnet diese Publikation in der Deutschen National-
bibliografie; detaillierte bibliografische Daten sind im Internet über http://dnb.d-
nb.de/ abrufbar.

Impressum:

Copyright © 2015 GRIN Verlag, Open Publishing GmbH
Druck und Bindung: Books on Demand GmbH, Norderstedt Germany
ISBN: 978-3-668-04284-1

Dieses Buch bei GRIN:

http://www.grin.com/de/e-book/306217/gesundheitsbezogenes-verhalten-von-
frauen-in-der-schwangerschaft-rauchen

Anonym

Gesundheitsbezogenes Verhalten von Frauen in der Schwangerschaft: Rauchen, Alkohol und Ernährung. Eine Studie

GRIN Verlag

Gesundheitsbezogenes Verhalten von Frauen in der Schwangerschaft in Bezug auf Rauchen, Alkohol und Ernährung.

Health-related behavior of women during pregnancy with reference to smoking, alcohol and nutrition.

Schlüsselwörter: Gesundheitsbezogenes Verhalten, Schwangerschaft, Rauchen, Alkohol, Ernährung, Informationsquellen, Bildungsabschluss

Keywords: health-related behavior, pregnancy, smoking, alcohol, nutrition, source of information, educational achievement

Inhaltsverzeichnis

Aktuelle Studienlage

Was ist schon bekannt?

- Der sozio-ökonomische Status beeinflusst das gesundheitsbezogene Verhalten von Schwangeren in Bezug auf Rauchen, Alkohol und Ernährung sowie auf deren Informationsverhalten. Laut Dölker (2014) zeigen junge und sozial benachteiligte Mütter ein erhöhtes Risikoverhalten in Bezug auf Alkohol- und Zigarettenkonsum [2]. In der Studie von Gembicki et al. (2014) gaben 60 % der rauchenden Frauen an, den Zigarettenkonsum während der Schwangerschaft eingestellt zu haben, davon 81,8 % im ersten Trimester [4]. Mütter, die der sozialen Obersicht angehören, tranken laut der KIGGS Studie 2,5 Mal so viel Alkohol in der Schwangerschaft im Vergleich zu Müttern aus der Unterschicht [6].

Was ist neu durch diese Studie?

- In der vorliegenden Studie ergibt sich eine Raucherquote von 34 % vor und 7 % während der Schwangerschaft. Im Bereich Ernährung sind vor der Schwangerschaft 10 % Vegetarierinnen und 1 % Veganerinnen. Aktuell ernähren sich 8 % vegetarisch, 0,2 % vegan und 15 % geben an, ihre Ernährung anderweitig umgestellt zu haben. Im Vergleich zur Hochschulreife zeigen sich signifikante Werte im Bereich Rauchen mit einem Odds Ratio von 9,39 (2,31 – 38,22) und 7,72 (2,68 – 22,24) in den Kategorien „Habe mich selbst informiert" und „Hauptschule".

Einleitung

Laut Siegmund-Schultze (2008) hat der Bildungsstand schwangerer Frauen einen maßgeblichen Einfluss auf das Gesundheitsverhalten während ihrer Schwangerschaft [1]. Dölker (2014) betont, dass junge und sozial benachteiligte Mütter eher Risikoverhalten in Bezug auf Alkohol- und Zigarettenkonsum zeigen [2]. Gembicki et al. (2014) fanden in ihrer Studie heraus, dass 22 % der Schwangeren ihre täglichen Gewohnheiten deutlich umgestellt haben und 59 % eine leichte Umstellung erzielten [3]. Laut Tyrian et al. (2005) rauchen vor der Schwangerschaft 41,7 %, 25,5 % zum Zeitpunkt der Geburt, 33,5 % 6 Monate später und 34,6 % 12 Monate später [4]. 60 % der Frauen, die vor der Geburt rauchten gaben an, den Zigarettenkonsum während der Schwangerschaft eingestellt zu haben, davon 81,8 % im ersten Trimester [4]. Lang

(1998) bestätigt, dass ein dringender Handlungsbedarf zur Rauchprävention während der Schwangerschaft besteht [5]. In der KIGGS Studie (2007) gaben etwa 14 % der Frauen an, während der Schwangerschaft gelegentlich Alkohol konsumiert zu haben, unter 1 % der Frauen haben regelmäßig getrunken [6]. Mütter, die der sozialen Obersicht angehören, tranken 2,5 Mal so viel Alkohol in der Schwangerschaft im Vergleich zu Müttern aus der Unterschicht [6]. Dumas et al. (2014) betonen, dass international ein markanter Unterschied zwischen älteren, trinkenden Frauen mit einem hohen sozio-ökonomischen Status und jüngeren, rauchenden Frauen mit einem niedrigen sozio-ökonomischen Status besteht [7]. Eine ausgewogene Ernährung wirkt sich nicht nur kurzfristig auf Mutter und Kind aus, sondern prägt auch langfristig Gesundheit und Wohlbefinden. Das Bundesministerium für Ernährung, Landwirtschaft und Verbraucherschutz hat in Zusammenarbeit mit verschiedensten Akteuren im Rahmen von IN FORM Deutschland – Initiative für gesunde Ernährung und mehr Bewegung die erste nationale Handlungsempfehlung entwickelt [8].

Insgesamt lässt sich festhalten, dass das bisherige Wissen über das Verhalten von Frauen in der Schwangerschaft sehr umfangreich ist. In diesem Zusammenhang stellt sich die Frage, wie das gesundheitsbezogene Verhalten von Schwangeren verbessert werden kann. Hierzu werden in der vorliegenden Studie aktuelle Daten zum gesundheitsbezogenen Verhalten von Schwangeren in Bezug auf Rauchen, Alkohol und Ernährung erhoben. Zusätzlich wird das Informationsverhalten in Abhängigkeit des Bildungsabschlusses der Schwangeren erfasst, um die Bereiche zu identifizieren, in denen noch Handlungsbedarf besteht. Dazu wurden folgende Fragestellungen in der vorliegenden Studie untersucht: Wie ist das gesundheitsbezogene Verhalten von Frauen vor und während der Schwangerschaft im Hinblick auf Rauchen, Alkohol und Ernährung? Inwieweit verändern die Frauen ihr Verhalten aufgrund der Schwangerschaft? Welche Informationsquellen werden in Abhängigkeit des Bildungsabschlusses gewählt und welchen Einfluss haben die gewählten Quellen auf das risikobezogene Verhalten?

Methodik

Stichprobe

Die Daten zum gesundheitsbezogenen Verhalten von Frauen in der Schwangerschaft wurden in einer Querschnittstudie mit einer Freiwilligenstichprobe erhoben. Dazu wurde der Link zum Fragebogen in Foren gesetzt, die sich mit den Themen Gesundheit, Schwangerschaft, Geburt, Elternschaft und Babys beschäftigen. In folgenden Foren wurde der Link zum Fragebogen gepostet: www.gofeminin.de, www.rund-ums-baby.de, www.9monate.de, www.schwanger-online.de, www.eltern.de, www.babyforum.de, www.mamiweb.de, www.pampers.de, www.babyclub.de, www.onmeda.de, www.apotheken-umschau.de, www.hipp.de, www.erdbeerlounge.de. Der Fragebogen wurde über www.soscisurvey.de geschaltet und lief über den Zeitraum vom 21.08.2014 – 01.11.2014 (74 Tage). Der Fragebogen richtete sich dabei ausschließlich an aktuell schwangere Frauen. Die Darstellung der Responserate ist aufgrund der Freiwilligenstichprobe leider nicht möglich, da nicht nachzuvollziehen ist wie viele Frauen die Internetforen in unserem Befragungszeitraum besucht haben. Insgesamt wurde der Fragebogen 1.260 Mal angeklickt und 770 Mal angesehen. Davon blieben 31 Fragebögen komplett unbeantwortet und bei 79 Fragebögen wurden jeweils nur 2 – 3 Fragen beantwortet. Nicht oder unvollständig ausgefüllte Fragebögen wurden aussortiert, da sie für die Datenanalyse nicht verwertbar sind. Nach der ersten Vorauswahl wurden von den verbliebenen 660 nur Fragebögen einbezogen, in denen die Frage des höchsten Bildungsabschlusses beantwortet wurde. Die Variable „höchster Bildungsabschluss" bietet die Grundlage zur späteren Kategorisierung der Stichprobe. Somit waren Fragebögen, in denen diese Frage nicht beantwortet wurde, nicht verwertbar. Insgesamt ergab sich ein N von 636. Der Anteil der Eingeschlossenen beträgt 82 %.

In Tab. 1 ist die Stichprobe der Schwangeren näher beschrieben.

Variablen

Höchster Bildungsabschluss

Die Kategorie des höchsten Bildungsabschlusses wurde über folgende Ausprägungen erhoben: kein Schulabschluss, Hauptschulabschluss (Volksschulabschluss), Realschulabschluss (mittlere Reife), Polytechnische Oberschule der DDR mit Abschluss (8., 9. oder 10. Klasse), Fachhochschulreife – Fachabitur, allgemeine Hochschulreife – Abitur (Gymnasium oder EOS, auch EOS mit Lehre), abgeschlossenes Studium (Hochschule), abgeschlossenes Studium (Universität).

Erfassung des Risikoverhaltens

Rauchen

Zur Erfassung des Rauchverhaltens vor und während der aktuellen Schwangerschaft wurden folgende Fragen gestellt: „Haben Sie vor der Schwangerschaft geraucht?" und „Rauchen Sie aktuell?". Beide Fragen konnten dabei mit „Ja", „Nein" und „Wenn ja, wie viele _____" beantwortet werden. Im Freitextfeld konnte die jeweilige Anzahl der Zigaretten angegeben werden.

Alkohol

Der Alkoholkonsum wurde jeweils für das Verhalten vor und während der aktuellen Schwangerschaft mit den Fragen: „Haben Sie vor der Schwangerschaft Alkohol konsumiert?" und „Konsumieren Sie aktuell Alkohol?" erhoben. Dabei standen folgende Ausprägungen zur Erfassung der Häufigkeit zur Verfügung: „Nein", „Ja - Mal zum anstoßen", „Ja - 2 bis 3 Mal die Woche" und „Ja - täglich".

Die Fragen wurden so konzipiert, dass sie sich unmissverständlich auf das Verhalten vor der Schwangerschaft und auf die aktuelle Schwangerschaft beziehen: „Konsumieren Sie aktuell Alkohol?".

Um bei bestehendem Alkoholkonsum vor der Schwangerschaft eine Veränderung des Verhaltens seit Beginn der Schwangerschaft zu erfassen, wurden folgende Ausprägungen genutzt: „Ich trinke keinen Alkohol mehr", „Ich habe meinen Alkoholkonsum reduziert", „Ich habe nichts geändert".

Ernährung

Die Erhebung des Ernährungsverhaltens erfolgt über die Variablen Ernährungsverhalten vor und während der Schwangerschaft mit den Fragen „Haben Sie vor der Schwangerschaft ein besonderes Ernährungsverhalten eingehalten?" und „Halten Sie aktuell ein besonderes Ernährungsverhalten ein?". Die Fragen konnten mit den Ausprägungen: „Nein", „Ja - vegetarisch", „Ja - vegan", „Ja – sonstige" (Möglichkeit der Eingabe) beantwortet werden. Im Freitextfeld „Ja - sonstige" konnten zudem weitere nicht aufgeführte Ernährungsweisen manuell eingegeben werden, um zu erfassen in wie weit die Befragten ihr Verhalten geändert haben.

Ob die Schwangere ihr Ernährungsverhalten aufgrund der Schwangerschaft umgestellt hat, wurde mit der Frage „Haben Sie Ihre Ernährung aufgrund der Schwangerschaft umgestellt?" erhoben, die mit folgenden Ausprägungen beantwortet werden konnte: „Ja", „Nein", „Ich stelle meine Ernährung gerade um". Zudem gab es die Möglichkeit in Form von Freitext anzugeben, was sie verändert haben („Wenn ja, was haben Sie verändert? _____").

Art der Information

Die Informationsquellen wurden für alle drei Bereiche (Rauchen, Alkohol, Ernährung) getrennt erhoben.

Die Variable des aktiven Informationsverhaltens wurde mit der Frage: „Haben Sie sich über das Thema (Rauchen, Alkohol, Ernährung) informiert?" erhoben. Als Ausprägungen standen: „Ja - ich habe mich informiert" und „Nein - ich habe mich nicht informiert" zur Verfügung.

Die Erhebung der dafür genutzten Informationsquellen erfolgte über folgende Ausprägungen: Internet, Schwangerschafts-/Babybücher, Freunde/Familie/Bekannte, Schwangerschaftskurse, Sonstiges: _____). Das Freitextfeld konnte mit allen Angaben gefüllt werden, die in der Aufzählung noch nicht vorkamen.

Die Variable des passiven Informationsverhaltens wurde mit der Frage: „Wurden Sie durch Ihren Arzt/in, Hebamme, Apotheker/in über das Thema (Rauchen, Alkohol, Ernährung) informiert?" erhoben. Die Antworten wurden so konzipiert, dass sie deutlich auf die Passivität hinweisen („Ja - ich wurde informiert" oder „Nein - ich wurde nicht informiert").

Statistik

Alle Auswertungen wurden mit PSPP (PSPPIRE (PSPP+GUI) 0.8.4-g607d3c) gerechnet [9].

Die Ausprägungen des höchsten Bildungsabschlusses wurden wie folgt zusammengefasst: kein Schulabschluss und Hauptschule, Realschule und POS, Fachhochschulreife und Fachabitur, allgemeine Hochschulreife, Abitur, abgeschlossenes Studium (Hochschule) und abgeschlossenes Studium (Universität). Für eine Beschreibung der Angaben wurden Mittelwert und Standardabweichung bzw. prozentuale Häufigkeiten berechnet.

Zur Ermittlung des Einflusses der Art der Information in Abhängigkeit des Bildungsabschlusses auf Rauchen, Alkoholkonsum und Ernährungsumstellung während der Schwangerschaft wurde eine logistische Regression gerechnet. Dabei bildeten „Rauchen aktuell" „Alkohol aktuell" und „Ernährung umgestellt" jeweils die abhängige Variable. Dafür wurden die Variablen dichotomisiert, in dem für Alkohol die Ausprägungen „Ja - Mal zum anstoßen", „Ja - 2 bis 3 Mal die Woche" und „Ja - täglich" zusammengefasst wurden. Für die Ernährungsumstellung wurden die Ausprägungen „Ja" und „Ich stelle meine Ernährung gerade um" zusammengefasst.

Als Effektschätzer wurden Odds Ratio's (OR) berechnet. Um signifikante Unterschiede darzustellen, wurden Konfidenzintervalle berechnet. Die Irrtumswahrscheinlichkeit wurde bei 5 % festgelegt.

Ergebnisse

Tab. 1 umfasst die Beschreibung der Untersuchungsstichprobe. Die Ergebnisse werden dabei nach Bildungsabschluss aufgebrochen. Die Studienteilnehmerinnen sind im Mittel 30,2 Jahre alt. Mit einem Anteil von 60 % ist die Mehrheit verheiratet, knapp 13 % sind geschieden. 97 % leben in einer Partnerschaft im Mittel mit 0,63 leiblichen Kindern. Im Durchschnitt leben 2,6 Personen im Haushalt der Studienteilnehmerinnen inklusive der

Befragten. 81 % der Schwangeren haben eine abgeschlossene Berufsausbildung und 77 % sind aktuell erwerbstätig.

Befragt nach dem gesundheitsbezogenen Verhalten (Tab. 2) ergib sich eine Raucherinnenquote von 34 % vor und von 7 % während der Schwangerschaft. Die aktuellen Raucherinnen konsumieren im Mittel 6,6 Zigaretten pro Tag. Vor der Schwangerschaft tranken 13 % der Frauen 2 – 3 Mal pro Woche Alkohol und 67 % gelegentlich („Mal zum Anstoßen"). Aktuell geben 3 % der Schwangeren an, gelegentlich („Mal zum Anstoßen") Alkohol zu konsumieren. Im Bereich Ernährung sind vor der Schwangerschaft 10 % Vegetarierinnen und 1 % Veganerinnen. 83 % halten keine bestimmte Ernährungsform ein. Zum Zeitpunkt der Schwangerschaft ernähren sich 8 % vegetarisch, 0,16 % vegan und 15 % geben an, ihre Ernährung anderweitig umgestellt zu haben.

Der Tab. 3 ist zu entnehmen, dass sich 39 % der Schwangeren über das Thema „Rauchen in der Schwangerschaft" informiert haben und 60 % durch ihren Arzt/in, Hebamme und/oder Apotheker/in informiert wurden. Das Internet ist mit 28 % die meistgewählte Informationsquelle, gefolgt von Büchern mit 23 %. 51 % der Befragten haben sich aktiv über das Thema „Alkohol in der Schwangerschaft" informiert und 64 % wurden durch ihren Arzt/in, Hebamme und/oder Apotheker/in informiert. Die Anteile der genutzten Informationen sind zu: 38 % aus dem Internet, 29 % aus Büchern und 12 % von Freunden und/oder Familie. Über das Thema „Ernährung in der Schwangerschaft" haben sich 87 % der Schwangeren aktiv informiert und 80 % wurden durch ihre/n Arzt/in, Hebamme und/oder Apotheker/in informiert. Das Internet ist mit 75 % die meistgewählte Informationsquelle, gefolgt von Büchern mit 59 % und Freunden und/oder Familie mit 24 %.

Die logistische Regression in Tab. 4 zeigt in Bezug auf Rauchen folgende OR's. Die Kategorie „Habe mich selbst informiert" zeigt einen OR von 9,39 (2,31 – 38,22) und „Wurde informiert" einen OR von 2,21 (0,90 – 5,45). Bei den Informationsquellen ergeben sich folgende OR's: „Internet" 1,75 (0,66 – 4,67), „Buch" 0,95 (0,43 – 2,09), „Freunde/Familie" 1,08 (0,45 – 2,57), „Schwangerschaftskurse" 1,63 (0,48 – 5,60) und „Sonstige" 0,45 (0,13 – 1,50). In der Kategorie Bildungsabschluss mit der Referenz Abitur ergibt sich bei „Fachabitur" ein OR von 0,98 (0,28 – 3,38), bei „Realschule" 2,08 (0,90 – 4,85) und bei „Hauptschule" 7,72 (2,68 – 22,24). In Bezug auf Alkohol zeigt sich ein OR von 4,00 (0,87 – 18,37) für „Habe mich selbst informiert" und ein OR von 1,23 (0,42 – 3,64) für „Wurde informiert". Als Informationsquelle zeigen sich folgende OR's: „Internet" 0,49 (0,15 – 1,66), „Buch" 0,72 (0,22 – 2,35), „Freunde/Familie" 1,63 (0,45 – 5,83), „Schwangerschaftskurse" 0,75 (0,09 – 6,52) und „Sonstige" 1,49 (0,35 – 6,40). In der Kategorie Bildungsabschluss ergeben sich folgende OR's: „Fachabitur" 1,35 (0,34 – 5,43), „Realschule" 1,22 (0,41 – 3,67) und „Hauptschule" 0,96 (0,11 – 8,23). Die Kategorie „Habe mich selbst informiert" zeigt in Bezug auf Ernährungsumstellung einen OR von 0,89 (0,40 – 1,96) und „Wurde informiert" einen OR von 1,18 (0,76 – 1,84). Bei den Informationsquellen ergeben sich folgende OR's: „Internet" 2,11 (1,22 – 3,63), „Buch" 1,21 (0,81 – 1,80), „Freunde/Familie" 1,11 (0,74 – 1,67), „Schwangerschaftskurse" 1,01 (0,54 – 1,89) und „Sonstige" 2,86 (1,49 – 5,51). In der Kategorie Bildungsabschluss mit der Referenz Abitur ergibt sich bei „Fachabitur" ein OR von 0,94 (0,56 – 1,57), bei „Realschule" 0,56 (0,38 – 0,82) und bei „Hauptschule" 0,68 (0,33 – 1,40). Im Vergleich zur Hochschulreife zeigten sich signifikante Werte im Bereich Rauchen mit einem Odds Ratio von 9,39 (95% KI: 2,31 – 38,22) und 7,72 (95% KI: 2,68 – 22,24) in den Kategorien „Habe mich selbst informiert" und „Hauptschule". Im Bereich Ernährungsumstellung ergeben sich signifikante Werte in den Kategorien Informationsquelle „Internet 2,11 (1,22 – 3,63) und „Sonstige" 2,86 (1,49 – 5,51) und „Realschule" 0,56 (0,38 – 0,82).

Diskussion

In dieser Studie ergab sich eine Raucherquote von 34 % vor und 7 % während der Schwangerschaft. Im Bereich Ernährung sind vor der Schwangerschaft 10 % Vegetarierinnen und 1 % Veganerinnen. Aktuell ernähren sich 8 % vegetarisch, 0,2 % vegan und 15 % geben an ihre Ernährung anderweitig umgestellt zu haben. Im Vergleich zur Hochschulreife zeigten sich signifikante Werte im Bereich Rauchen mit einem Odds Ratio von 9,39 (2,31 – 38,22) und 7,72 (2,68 – 22, 24) in den Kategorien „Habe mich selbst informiert" und „Hauptschule". Im Bereich Ernährungsumstellung ergeben sich signifikante Werte in den Kategorien Informationsquelle „Internet

2,11 (1,22 – 3,63) und „Sonstige" 2,86 (1,49 – 5,51) und „Realschule" 0,56 (0,38 – 0,82).

Anhand der hier erhobenen Daten und laut Rosenkranz et al. (2013) wird deutlich, dass Informationen über gesundheitsbezogenes Verhalten zunehmend im Internet eingeholt werden [10]. Dabei zeigt sich in den Ergebnissen der vorliegenden Studie, dass der Anteil der Teilnehmerinnen im Verhältnis bei der Gruppe der Abiturientinnen mit 47,33 % am größten ist. Wong et al. (2014) legen dar, dass die Nutzung des Internets als Informations- und Austauschquelle auch in Bezug auf Gesundheit zunehmend genutzt wird [11]. Dabei tragen laut Lagan et al. (2011) die im Internet eingeholten Informationen wesentlich zur Entscheidung im Hinblick auf das gesundheitsbezogene Verhalten während der Schwangerschaft bei [12]. In der vorliegenden Studie wird deutlich, dass sich die Mehrheit der Schwangeren im Internet informiert. Laut Cooke et al. (2010) entspricht die Selbstauskunft der Frauen über ihre Informiertheit nicht zwangsläufig dem tatsächlichen Wissensstand [13].

Das Risiko, während der Schwangerschaft zu rauchen, ist bei denen, die sich aktiv informiert haben, drastisch erhöht (OR 9,39 (2,31 – 38,22)). Zudem zeigt sich in Bezug auf die Umstellung der Ernährung bei der Informationsquelle Internet ein OR von 2,11 (1,22 – 3,63). Menschen mit verschiedenem Bildungsabschluss nutzen das Internet in ähnlichem Maße [14]. In der vorliegenden Studie zeigt sich jedoch ein größerer Anteil von Frauen mit höherem Bildungsabschluss. Laut Hinz (2008) bekommen Frauen mit höherem Bildungsabschluss deutlich später Kinder als Frauen mit niedrigem Bildungsabschluss [15]. Besser gebildete Personen sind deutlich älter, wenn sie Kinder bekommen [15]. Personen mit niedrigem Bildungsabschluss haben durchschnittlich mehr Kinder [16, 17, 18]. So haben in der vorliegenden Studie Frauen mit dem Bildungsabschluss Hauptschule durchschnittlich 1,18 Kinder, Frauen mit dem Bildungsabschluss Abitur lediglich 0,5.

Zudem zeigt sich in der Studie in Bezug auf Rauchen ein starker Bildungsgradient. Sowohl vor als auch während der Schwangerschaft rauchen mehr Hauptschülerinnen. Das Risiko, während der Schwangerschaft zu rauchen, ist für Hauptschülerinnen deutlich erhöht OR 7,72 (2,68 – 22,24). Ein höherer Bildungsabschluss wirkt protektiv auf das Rauchverhalten der Schwangeren. Dies spiegelt die Anfälligkeit in Bezug auf

Rauchen von Menschen mit niedrigerem Bildungsabschluss wider. Dieses Ergebnis spiegelt sich auch in der Literatur wider. Die Rauchprävalenz ist bei sozial benachteiligten Gruppen höher [19, 20, 21, 22, 23]. Laut Kröger et al. (2000) rauchen Hauptschüler auch in Bezug auf die Anzahl der Zigaretten mehr [24]. In der vorliegenden Studie rauchen Hauptschülerinnen im Durschnitt 8,17 Zigaretten pro Tag und Abiturientinnen 3,5. Hinzu kommt, dass Abiturientinnen während der Schwangerschaft den Zigarettenkonsum eher einstellen. Vor der Schwangerschaft rauchen 21 % der Abiturientinnen und während der Schwangerschaft 3 %. Im Vergleich rauchen von den Hauptschülerinnen vor der Schwangerschaft 59 % und währenddessen 27 %. Demnach bleiben bei den Abiturientinnen 16 % Raucherinnen und bei den Hauptschülerinnen 46 %. Laut Hiscock et al. (2012) haben Frauen mit einem niedrigeren sozio-ökonomischen Status weniger Erfolg mit dem Rauchen aufzuhören [25]. Durchschnittlich stellen laut Tyrian et al. (2005) 60 % der Frauen, die vor der Geburt rauchten, während der Schwangerschaft den Zigarettenkonsum ein [4]. Hiscock et al. (2012) betonen, dass diejenigen, die bereits vor der Schwangerschaft starke Raucherinnen sind, ihren Konsum auch während der Schwangerschaft nicht einstellen [25].

Im Rahmen der KIGGS Studie (2007) gaben etwa 14 % der Frauen an, während der Schwangerschaft gelegentlich Alkohol konsumiert zu haben, unter 1 % der Frauen haben regelmäßig getrunken [6]. „Aus der sozialen Oberschicht tranken 2,5-mal so viele Mütter während der Schwangerschaft Alkohol wie aus der Unterschicht" [6]. In einer anonymen prospektiven Studie von Siedentopf et al. (2004) wurden die Angaben zum Alkoholkonsum der Schwangeren mit deren Urinproben verglichen [26]. Nur eine von 125 Schwangeren gab an Alkohol konsumiert zu haben, jedoch wurde in neun Urinproben Alkohol/Äthanol nachgewiesen [26]. Darauf basierend ist fraglich, inwieweit die Angaben mit dem tatsächlichen Alkoholkonsum übereinstimmen. Laut der vorliegenden Studie konsumieren die Frauen während der aktuellen Schwangerschaft nach eigener Angabe weder „2 – 3 Mal die Woche" noch „täglich" Alkohol.

In der vorliegenden Studie haben eher Schwangere mit einem höheren Bildungsabschluss ihr Ernährungsverhalten aufgrund der Schwangerschaft umgestellt. Hauptschülerinnen haben ihr Ernährungsverhalten meist beibehalten. Dies zeigt sich auch bei Realschülerinnen anhand eines ORs von 0,56 (0,38 – 0,82). Zudem finden sich unter den Hauptschülerinnen keine Vegetarierinnen. Veganerinnen sind zum Großteil Abiturientinnen. Laut Irala-Estévez (2000) essen Frauen mit einem höheren sozio-ökonomischen Status mehr Obst und Gemüse [27]. Die Ergebnisse der vorliegenden Studie zeigen, dass eine Ernährungsumstellung während der Schwangerschaft meist bei den Abiturientinnen stattfindet. Daraus lässt sich schlussfolgern, dass sich Frauen mit höherem Bildungsabschluss eher für eine gesundheitsbewusste Ernährung interessieren und diese auch umsetzen. Vor der Schwangerschaft ernähren sich mehr Frauen vegetarisch als während der Schwangerschaft. Es gibt einen Wechsel während der Schwangerschaft von veganer zu vegetarischer Ernährung. Eine Studienteilnehmerin gab an: „Da es noch keine Langzeitstudien bzgl. Veganismus und Schwangerschaft gibt, habe ich zur Sicherheit auf vegetarisch umgestellt". Immer mehr Menschen bevorzugen in Deutschland eine vegane oder vegetarische Ernährung [28]. Laut Piccoli et al. (2014) gibt es bisher keine Studien, die sich umfassend mit den gesundheitlichen Auswirkungen für Mutter und Kind befassen [29]. Laut den Handlungsempfehlungen wird von einer veganen Ernährung aufgrund von ernsthaften gesundheitlichen Risiken für das Kind abgeraten [8]. Bei der Auswertung der Aussagen zur Ernährungsumstellung ergaben sich folgende Kategorien: „keine Rohmilch", „kein rohes Fleisch", „mehr Obst & Gemüse", „gesundheitsbewusste Ernährung", „Vollkornprodukte", „weniger Zucker", „kein Koffein". Diese Ernährungsumstellungen entsprechen den nationalen Handlungsempfehlungen des Bundesministeriums für Ernährung, Landwirtschaft und Verbraucherschutz zur Ernährung während der Schwangerschaft [9]. Die Frauen scheinen dem zu folgen, vor allem, wenn sie sich bei Ärzten und Hebammen informieren, da diese die Empfehlungen der DGE (Deutsche Gesellschaft für Ernährung) nutzen [30].

In der vorliegenden Studie wird deutlich, dass die meisten Frauen sich im Hinblick auf das gesundheitsbezogene Verhalten während der Schwangerschaft im Internet informieren. Nur wenige nutzen Bücher und/oder Freunde/Familie. Schwangerschaftskurse werden kaum als Informationsquelle genutzt. Rosenkranz et al. (2013) stellen dar, dass Versicherungen, Ärzte, Krankenhaus- und Patientenverbände, Selbsthilfegruppen etc. vermehrt versuchen, Gesundheitsinformationen über das Internet zugänglich zu machen. Das Internet wird dabei häufig als Informationsquelle und zum Austausch mit anderen genutzt [10]. Im Jahr 2013 nutzten 52,92 % der Deutschen das Internet als Informationsquelle für Gesundheit. Im Jahr 2014 waren es 53,54 % [14]. Betrachtet man den Einfluss der Art der Information der vorliegenden Studie auf Rauchen und Alkoholkonsum wird deutlich, dass Hauptschülerinnen ein 7,72fach erhöhtes Risiko im Vergleich zu Frauen mit Hochschulreife haben während der Schwangerschaft zu rauchen. Personen, die sich selbst informiert haben, haben in Bezug auf den aktuellen Rauchstatus ein 9,39fach erhöhtes Risiko.

Eine Schwäche der vorliegenden Studie ist, dass die erhobenen Daten auf Selbstauskunft der Frauen beruhen. Es wurden keine standardisierten Fragen zur Erhebung verwendet. Zudem wurden keine Tests verwendet um den tatsächlichen Rauch- bzw. Alkoholstatus zu erheben. Es ist fraglich inwieweit die angegebenen Aussagen mit den tatsächlichen Daten übereinstimmen. Laut Connor et al. (2009) entspricht der Rauchstatus nach Selbstauskunft nicht zwingend dem tatsächlichen Rauchstatus, dabei zeigt sich ein Trend der Unterschätzung [31]. Auch die Studie von Siedentopf et al. (2004) zeigt, dass die eigenen Angaben zum Alkoholkonsum nicht mit den Ergebnissen von Urintests übereinstimmen. Hierzu können in beiden Bereichen verschiedene Biomarker eingesetzt werden [26, 32]. In der vorliegenden Studie erfolgte keine Unterteilung in die verschiedenen Phasen der Schwangerschaft. Es ist nicht auszuschließen, dass die Frauen, die sich im ersten Abschnitt der Schwangerschaft befinden ihr Verhalten im weiteren Verlauf der Schwangerschaft noch ändern [4]. Aufgrund der Freiwilligenstichprobe werden nur die Schwangeren erfasst, die sich im Internet mehrheitlich für Gesundheitsfragen interessieren. Es ist fraglich, inwieweit die Gesundheitskompetenzen und das Risikoverhalten der Befragten mit den tatsächlichen Werten der Grundgesamtheit übereinstimmten.

Eine Stärke dieser Studie ist, dass der Einsatz von Online-Fragebögen das Potenzial bietet, eine große Gruppe zu erreichen [33]. Laut Smedberg et al. (2014) beantworten Frauen zudem Fragen in einem webbasierten Raum und in Verbindung mit Anonymität eher wahrheitsgetreu, als in einem Face-to-Face Interview [33]. Die Studie deckt einen relevanten Bereich des Gesundheitsverhaltens mit den Faktoren Rauchen, Alkohol und Ernährung ab und berücksichtigt dabei moderne Ernährungsformen wie Vegetarismus und Veganismus [27].

Die vorliegende Studie zeigt, dass das gesundheitsbezogene Verhalten von Schwangeren vor allem in Bezug auf Rauchverhalten und die dafür genutzte Informationsart durchaus relevant ist. Da in diesem Zusammenhang das meist genutzte Informationsmedium das Internet ist, bedarf es einer Qualitätssicherung von Gesundheitsinformationen im Internet. Zur Erfassung des gesundheitsbezogenen Verhaltens von Schwangeren in der Grundgesamtheit bedarf es jedoch einer repräsentativeren Stichprobe. Die Entwicklung und Implementierung von Messmethoden in Bezug auf den tatsächlichen Alkohol- und Zigarettenkonsum ist notwendig. Zudem bedarf es einer Festlegung eines Standards zur Bewertung von gesundem Ernährungsverhalten.

In einer weiteren Studie sollte die über das Internet zugängliche Information für Schwangere im Hinblick auf Chancen und Risiken evaluiert werden.

In der Praxis muss der sozio-ökonomische Status bei der Umsetzung von Präventionsmaßnahmen für Schwangere berücksichtigt werden. So müssen vor allem für Frauen mit niedrigem Bildungsabschluss geeignete Präventionsmaßnahmen entwickelt werden.

Tabelle 1   Beschreibung der Studienpopulation

Bildungsabschluss	Kein Abschluss / Hauptschule N (%)	Realschule / POS N (%)	Fachabitur N (%)	Abitur / Hochschule N (%)	Alle N (%)
	44 (6,92)	205 (32,23)	86 (13,52)	301 (47,33)	636
Alter in Jahren					
Mittelwert	26,68	29,29	29,00	31,62	30,19
Standardabweichung	4,98	4,66	4,39	4,60	4,85
Familienstand					
Ledig	22 (50,00)	87 (42,65)	28 (32,56)	105 (34,88)	242 (38,11)
Verheiratet / eingetragene Lebenspartnerschaft	20 (45,54)	112 (54,90)	56 (65,12)	192 (63,97)	380 (59,84)
Geschieden	2 (4,55)	5 (2,54)	2 (2,33)	4 (1,33)	13 (2,05)
Keine Angabe	0	1	0	0	1
Partnerschaft					
Ja	40 (90,91)	194 (95,57)	82 (95,35)	295 (98,66)	611 (96,86)
Nein	4 (9,09)	9 (4,43)	4 (4,65)	4 (1,34)	21 (3,32)
Keine Angabe	0	2	0	2	4
Anzahl der Personen im Haushalt					
Mittelwert	3,02	2,70	2,51	2,50	2,60
Standardabweichung	1,19	1,02	0,72	0,82	0,91
Anzahl der leibliche Kinder (anmerken im Text -1)					
Mittelwert	1,18	0,73	0,65	0,50	0,63
Standardabweichung	1,15	0,91	0,73	0,77	0,86
Abgeschlossene Berufsausbildung					
Ja	23 (53,49)	179 (87,75)	77 (91,67)	231 (77,26)	510 (80,95)
Nein	20 (46,51)	25 (12,25)	7 (8,33)	68 (22,74)	120 (19,05)
Keine Angaben	1	1	2	2	6
Derzeit berufstätig					
Ja	15 (36,59)	139 (72,02)	74 (88,10)	238 (82,93)	466 (77,02)
Nein	26 (63,41)	54 (27,89)	10 (11,90)	49 (17,07)	139 (22,98)
Keine Angabe	3	12	2	14	31
Nettoeinkommen					
Unter 1.500 €	21 (47,73)	51 (25,25)	17 (20,00)	31 (10,43)	120 (19,11)
1.500 € bis 2.000 €	10 (22,73)	45 (22,28)	15 (17,65)	34 (11,45)	104 (16,56)
2.000 € bis 3.000 €	8 (18,18)	63 (31,19)	33 (38,83)	79 (26,60)	183 (29,14)
über 3.000 €	5 (11,36)	43 (21,29)	20 (23,53)	153 (51,52)	221 (35,19)
Keine Angabe	0	3	1	4	8

Tabelle 2 Gesundheitsbezogenes Verhalten (Rauchen, Alkohol, Ernährung)

Bildungsabschluss	Kein Abschluss / Hauptschule N (%)	Realschule / POS N (%)	Fachabitur N (%)	Abitur / Hochschule N (%)	Alle N (%)
Rauchstatus vor der Schwangerschaft					
Ja	26 (59,09)	95 (46,80)	34 (39,53)	62 (20,81)	217 (34,39)
Nein	18 (40,91)	108 (53,20)	52 (60,47)	236 (79,19)	414 (65,61)
Keine Angabe	0	2	0	3	5
Rauchstatus aktuell					
Ja	12 (27,27)	20 (9,80)	4 (4,65)	10 (3,33)	46 (7,26)
Nein	32 (72,37)	184 (90,20)	82 (95,35)	290 (96,67)	588 (92,74)
Keine Angabe	0	1	0	1	2
Anzahl der Zigaretten aktuell (nur Raucherinnen)					
Mittelwert	8,17	7,67	4,40	3,50	6,58
Standardabweichung	5,61	4,86	3,78	2,12	4,82
Alkoholkonsum vor der Schwangerschaft					
Nein	13 (29,55)	39 (19,80)	18 (21,43)	50 (17,01)	120 (19,39)
Zum Anstoßen	31 (70,45)	140 (71,07)	58 (69,05)	188 (63,95)	417 (67,37)
2-3 Mal die Woche	0 (0,00)	18 (9,14)	8 (9,52)	55 (18,71)	81 (13,09)
täglich	0 (0,00)	0 (0,00)	0 (0,00)	1 (0,34)	1 (0,16)
Keine Angabe	0	8	2	7	17
Alkoholkonsum aktuell					
Nein	43 (97,73)	192 (96,97)	81 (96,43)	285 (97,27)	601 (97,09)
Zum Anstoßen	1 (2,27)	6 (3,03)	3 (3,57)	8 (2,73)	18 (2,91)
2-3 Mal die Woche	0 (0,00)	0 (0,00)	0 (0,00)	0 (0,00)	0 (0,00)
täglich	0 (0,00)	0 (0,00)	0 (0,00)	0 (0,00)	0 (0,00)
Keine Angabe	0	7	2	8	17
Ernährung vor der Schwangerschaft					
Nein	39 (95,12)	167 (85,64)	77 (90,59)	219 (76,31)	502 (82,57)
Ja, vegetarisch	0 (0,00)	13 (6,67)	3 (3,35)	45 (15,68)	61 (10,03)
Ja, vegan	0 (0,00)	1 (0,51)	0 (0,00)	4 (1,39)	5 (0,82)
Ja, sonstiges	2 (4,88)	14 (7,18)	5 (5,88)	19 (6,62)	40 (6,58)
Keine Angabe	3	10	1	14	28
Ernährung aktuell					
Nein	34 (80,95)	157 (80,51)	71 (83,53)	205 (71,18)	467 (76,56)
Ja, vegetarisch	0 (0,00)	10 (5,13)	2 (2,35)	36 (12,50)	48 (7,87)
Ja, vegan	0 (0,00)	0 (0,00)	0 (0,00)	1 (0,35)	1 (0,16)
Ja, sonstiges	8 (19,05)	28 (14,36)	12 (14,12)	46 (15,97)	94 (15,41)
Kein Angabe	2	10	1	13	26

Tabelle 3   Informationsverhalten

Bildungsabschluss	Kein Abschluss / Hauptschule N (%)	Realschule / POS N (%)	Fachabitur N (%)	Abitur / Hochschule N (%)	Alle N (%)
Haben Sie sich über das Thema „Rauchen in der Schwangerschaft" informiert?					
Ja, ich habe mich informiert	21 (55,26)	90 (46,88)	33 (40,74)	84 (30,88)	228 (39,11)
Nein	17 (44,47)	102 (53,13)	48 (59,26)	188 (69,12)	355 (60,89)
Keine Angabe	6	13	5	29	53
Wurden Sie durch Ihren Arzt/in, Hebamme, Apotheker/in über das Thema „Rauchen in der Schwangerschaft" informiert?					
Ja	31 (81,58)	104 (56,83)	54 (65,85)	153 (58,17)	342 (60,42)
Nein	7 (18,42)	79 (43,17)	32 (34,15)	110 (41,83)	224 (39,58)
Keine Angabe	6	22	4	38	70
Woher haben Sie Ihre Informationen zum Thema „Rauchen in der Schwangerschaft"?					
Internet	17 (38,64)	76 (37,44)	23 (27,06)	58 (19,66)	174 (27,75)
Bücher	14 (31,82)	54 (26,60)	25 (29,41)	51 (17,29)	144 (22,97)
Freunde / Familie	5 (11,36)	22 (10,84)	9 (10,59)	20 (6,78)	56 (8,93)
Schwangerschaftskurs	4 (9,09)	4 (1,97)	5 (5,88)	6 (2,03)	19 (3,03)
Sonstige	5 (11,36)	15 (7,39)	5 (5,88)	12 (4,07)	37 (5,90)
Haben Sie sich über das Thema „Alkohol in der Schwangerschaft" informiert?					
Ja	17 (43,59)	95 (50,26)	42 (51,22)	149 (51,56)	303 (50,58)
Nein	22 (56,41)	94 (49,74)	40(48,78)	140 (48,44)	296 (49,42)
Keine Angabe	5	16	4	12	37
Wurden Sie durch Ihren Arzt/in, Hebamme, Apotheker/in über das Thema „Alkohol in der Schwangerschaft" informiert?					
Ja	26 (70,17)	124 (65,26)	54 (65,06)	174 (61,70)	378 (63,85)
Nein	11 (29,73)	66 (34,74)	29 (34,94)	108 (38,30)	214 (36,15)
Keine Angabe	7	15	3	19	44
Woher haben Sie Ihre Informationen zum Thema „Alkohol in der Schwangerschaft"?					
Internet	11 (25,58)	79 (39,90)	34 (40,00)	113 (38,57)	237 (38,29)
Bücher	8 (18,60)	56 (28,28)	27 (31,76)	87 (29,69)	178 (28,76)
Freunde / Familie	3 (6,98)	22 (11,11)	14 (16,47)	34 (11,60)	73 (11,79)
Schwangerschaftskurs	2 (4,65)	6 (3,03)	6 (7,06)	18 (6,14)	32 (5,17)
Sonstige	2 (4,65)	14 (7,07)	3 (3,53)	29 (9,90)	48 (7,75)
Haben Sie sich über das Thema „Ernährung in der Schwangerschaft" informiert?					
Ja	29 (72,50)	155 (82,01)	72 (87,80)	262 (92,25)	518 (87,06)
Nein	11 (27,50)	34 (17,99)	10 (12,20)	22 (7,75)	77 (12,94)
Keine Angabe	4	16	4	17	41
Wurden Sie durch Ihren Arzt/in, Hebamme, Apotheker/in über das Thema „Ernährung in der Schwangerschaft" informiert?					
Ja	28 (70,00)	144 (77,01)	68 (81,93)	233 (82,62)	473 (79,90)
Nein	12 (30,00)	43 (22,99)	15 (18,07)	49 (17,38)	119 (20,10)
Keine Angabe	4	18	3	19	44
Woher haben Sie Ihre Informationen zum Thema „Ernährung in der Schwangerschaft"?					
Internet	20 (48,78)	132 (68,39)	62 (74,70)	235 (82,75)	449 (74,71)

Bücher	14 (34,15)	103 (53,37)	58 (69,88)	179 (63,03)	354 (58,90)
Freunde / Familie	3 (7,32)	41 (21,24)	28 (33,73)	72 (25,35)	144 (23,96)
Schwangerschaftskurs	2 (4,88)	12 (6,22)	14 (16,87)	18 (6,34)	46 (7,65)
Sonstige	3 (7,32)	10 (5,18)	7 (8,43)	37 (13,03)	57 (9,48)

Tabelle 4 Einfluss der Art der Information auf Rauchen und Alkoholkonsum und Ernährung während der Schwangerschaft

	Rauchen OR (95% KI)	Alkohol OR (95% KI)	Ernährung OR (95% KI)
Habe mich selbst informiert	**9,39 (2,31 – 38,22)**	4,00 (0,87 – 18,37)	0,89 (0,40 – 1,96)
Informationsquelle: Internet	1,75 (0,66 – 4,67)	0,49 (0,15 – 1,66)	**2,11 (1,22 – 3,63)**
Informationsquelle: Buch	0,95 (0,43 – 2,09)	0,72 (0,22 – 2,35)	1,21 (0,81 – 1,80)
Informationsquelle: Freunde / Familie	1,08 (0,45 – 2,57)	1,63 (0,45 – 5,83)	1,11 (0,74 – 1,67)
Informationsquelle: Schwangerschaftskurse	1,63 (0,48 – 5,60)	0,75 (0,09 – 6,52)	1,01 (0,54 – 1,89)
Informationsquelle: Sonstige	0,45 (0,13 – 1,50)	1,49 (0,35 – 6,40)	**2,86 (1,49 – 5,51)**
Wurde informiert	2,21 (0,90 – 5,45)	1,23 (0,42 – 3,64)	1,18 (0,76 – 1,84)
Hochschulreife (Referenz)	1,00	1,00	1,00
Fachabitur	0,98 (0,28 – 3,38)	1,35 (0,34 – 5,43)	0,94 (0,56 – 1,57)
Realschule	2,08 (0,90 – 4,85)	1,22 (0,41 – 3,67)	**0,56 (0,38 – 0,82)**
Hauptschule	**7,72 (2,68 – 22,24)**	0,96 (0,11 – 8,23)	0,68 (0,33 – 1,40)

Fett gedruckt: p < 0,05

Literatur

1. Siegmund-Schultze E (2008) Bildung der Schwangeren prägt ihr Gesundheitsverhalten stark. Neu-Isenburg: Ärzte Zeitung Verlag

2. Dölker T (2014) Gesundheitsverhalten von Müttern während und nach der Schwangerschaft in der StädteRegion Aachen. Aachen: Institut für Hygiene und Umweltmedizin

3. Gembicki M, Hartge DR, Weichert J (2014) Aktuelle Aspekte zum Gesundheitsverhalten von Schwangeren – Sport und Ernährung. Stuttgart: Georg Thieme Verlag

4. Thyrian J R, Hannöver W, Röske K, John U, Hapke U (2005) Rauchen vor, während und nach der Geburt: längsschnittliche Daten einer Bevölkerungsstichprobe. Stuttgart: Georg Thieme Verlag

5. Lang P (1998) Förderung des Nikotinverzichts bei Schwangeren und Eltern von Säuglingen. Sucht

6. KIGGS (2007) Perinatale Einflussfaktoren auf die spätere Gesundheit: Ergebnisse des Kinder- und Jugendgesundheitssurvey (KIGGS). In: Bundesgesundheitsblatt - Gesundheitsforschung - Gesundheitsschutz, Jg. 50(2007), H. 5/6, S. 670-676

7. Dumas A, Lejeune C, Simmat-Durand L (2014) Tobacco, alcohol, marijuana and pregnancy: which women are at risk?

8. Koletzko B, Bauer C P, Hellmers C, Kersting M, Krawinkel M, Przyrembel H, Schäfer T, Vetter K, Wahn U, Weißenborn A, Wöckel A, Bung P, Rasenack R, Crämer M, Albrecht V, Pahne A, Potz A, Weiser G (2011) Ernährung in der Schwangerschaft – Handlungsempfehlungen KOMPAKT. Im Auftrag des bundesweiten Netzwerks „Gesund ins Leben – Netzwerk Junge Familie". Hrsg.: aid infodienst Ernährung, Landwirtschaft, Verbraucherschutz e.V. Bonn

9. PSPP (2015) Awardspace. http://pspp.awardspace.com/

10. Rosenkranz N, Kühne M, Eckhardt A, Rosenkranz C (2013) Gesundheitsinformationen im Internet. Bestandsaufnahme und Analyse. Wirtschaftsinformatik. Wiesbaden: Springer Fachmedien (257-273)

11. Wong C, Harrison C, Britt H, Henderson J (2014) Patient use of the internet for health information. Australian Family Physician. Volume 43. Issue 12

12. Lagan BM, Sinclair M, Kernohan W G (2011) What is the Impact of the Internet on Decision-Making in Pregnancy? A Global Study. Birth Issues in Perinatal care (336-347)

13. Cooke A, Mills TA, Lavender T (2010) 'Informed and uninformed decision making' – Women's reasoning, experiences and perceptions with regard to advanced maternal aged and delayed childbearing: A meta-synthesis. International Journal of nursing studies. Elsevier (1317-1329)

14. Statista (2014) Anteil der Internetnutzer an der deutschen Bevölkerung nach Alter und Bildung im Jahr 2014. Verfügbar unter: http://de.statista.com/statistik/daten/studie/161293/umfrage/internetnutzer-nach-bildungsgruppen/

15. Hinz C (2008) Bildung. Demografische Analysen. Konzepte. Strategien. Berlin: Institut für Bevölkerung und Entwicklung

16. Dorbritz J, Bujard M (2012) Wer bekommt (noch) Kinder? – Fertilität in Deutschland. Bundesministerium für Bevölkerungsforschung

17. Statistisches Bundesamt (2013) Daten zu Geburten, Kinderlosigkeit und Familien. Ergebnisse des Mikrozensus 2012. Wiesbaden: Statistisches Bundesamt

18. Eggen B, Leschhorn H (2004) Kinderreichtum und Bildung. Bevölkerung, Familie. In: Statistisches Monatsheft Baden Württemberg 7/2004

19. Ergin I, Hassoy H, Tanik F A, Aslan G (2010) Maternal age, education level and migration: Socioeconomic determinants for smoking during pregnancy in a field study from Turkey. Izmir: BMC Public Health 10:325, 1-9

20. Laaksonen M, Rahkonen M, Karvonen S, Lahelma E (2005) Socioeconomic status and smoking. Analysing Inequalities with multiple indicators. Eur J Public Health 15:262-269

21. Buka S L, Shenassa E D, Niaura R (2003) Elevated Risk od Tobacco Dependency Among Offspring of Mothers Who Smoked During Pregnancy: A 30-Year Prospective Study. Am J Psychiatry (1978-1984)

22. Al-Sahab B, Saqib M, Hauser G, Tamim H (2010) Prevalence of smoking during Pregnancy and associated risk factors among Canadian women: A national survey. BMC Pregnancy and childbirth (24-28)

23. Yorulmaz F, Aktürk Z, Dagdeviren N, Dalkilic A {2002) Smoking among adolescents: relation to school success, socioeconomic status, nutrition, and self-esteem

24. Kröger C, Reese A (2000) Substance Abuse Prevention in Schools through Life Skills Training – Results of a Four Year Intervention Study

25. Hiscock R, Bauld L, Amos A, Fidler J A, Munafò M (2012) Socioeconomic status and smoking: a review. Ann. N.Y. Acad. Sci. ISSN 0077-8923 (107-122)

26. Siedentopf J P, Nagel M, Büscher U, Dudenhausen J W (2004) Alkohol konsumierende Schwangere in der Schwangerschaftsberatung: prospektive, anonymisierte Reihenuntersuchung zur Abschätzung der Prävalenz. Köln: Ärzte Verlag

27. Irala-Estévez JD, Groth M, Johansson L, Oltersdorf U, Prättälä R, Martínez-González MA (2000) A systematic review of socio-economic differences in food habits in Europe: consumption of fruit and vegetables. European Journal of Clinical Nutrition

28. Vegetarier Bund Deutschland (VEBU) (2013) Anzahl der Vegetarier in Deutschland. Verfügbar unter: https://vebu.de/themen/lifestyle/anzahl-der-vegetarierinnen

29. Piccoli G, Clari R, Vigotti F, Leone F, Attini R, Cabiddu G, Mauro G, Castelluccia N, Colombi N, Capizzi I, Pani A, Todros T, Avagnina R (2014) Vegan-vegetarian diets in pregnancy: danger or panacea? A systematic narrative review. BJOG

30. Bundesministerium für Familie, Senioren, Frauen und Jugend (2015) Informationen für Ärztinnen, Ärzte und Schwangere. Bundesstiftung Mutter und Kind. Schutz des ungeborenen Lebens

31. Conner G S, Schofield-Hurwitz S, Hardt J, Levasseur G, Trembley M (2009) The accuracy of self-reported smoking: a systematic review of the relationship between self-reported and cotinine-assessed smoking status. Nicotine Tob Res 11(1): 12-24

32. Pichini S, Basagaña X B, Pacifici R, Garcia O, Puig C, Vall O, Harris J, Zuccaro P, Segura J, Sunyer J (2000) Cord serum cotinine as a biomarker of fetal exposure to cigarette smoke at the end of pregnancy. Environ Health Perspect. 108(11): 1079–1083.

33. Smedberg J, Lupattelli A, Mårdby A-C, Nordeng H (2014) Characteristics of women who continue smoking during pregnancy: a cross-sectional study of pregnant woman and new mothers in 15 European countries. BMC Pregnancy and Childbirth (1-16)

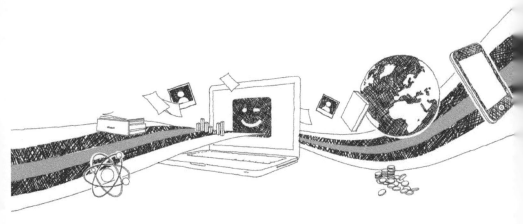

Lightning Source UK Ltd.
Milton Keynes UK
UKHW012023201119
353935UK00001B/122/P